James Mwanza
Ravi Paul

Avaliar a gestão do primeiro episódio de esquizofrenia

James Mwanza
Ravi Paul

Avaliar a gestão do primeiro episódio de esquizofrenia

ScienciaScripts

Imprint
Any brand names and product names mentioned in this book are subject to trademark, brand or patent protection and are trademarks or registered trademarks of their respective holders. The use of brand names, product names, common names, trade names, product descriptions etc. even without a particular marking in this work is in no way to be construed to mean that such names may be regarded as unrestricted in respect of trademark and brand protection legislation and could thus be used by anyone.

Cover image: www.ingimage.com

This book is a translation from the original published under ISBN 978-620-2-31104-5.

Publisher:
Sciencia Scripts
is a trademark of
Dodo Books Indian Ocean Ltd. and OmniScriptum S.R.L publishing group

120 High Road, East Finchley, London, N2 9ED, United Kingdom
Str. Armeneasca 28/1, office 1, Chisinau MD-2012, Republic of Moldova, Europe
Printed at: see last page
ISBN: 978-620-8-35993-5

CAPÍTULO 1

1.0 INTRODUÇÃO

1.0 Informações gerais

As perturbações da saúde mental representam um fardo cada vez maior para as sociedades de todo o mundo (Murray ,2010). Uma delas é a esquizofrenia, uma doença debilitante que se apresenta como uma distorção acentuada do pensamento e da perceção, cuja primeira apresentação de sintomas (primeiro episódio) num doente recém-diagnosticado exige uma gestão precisa e eficaz (NICE, 2014). Na psiquiatria, como em todos os ramos da medicina, está a ser criada uma gama cada vez maior de opções terapêuticas para tratar a esquizofrenia. E uma resposta a esta complexidade evolutiva tem sido o desenvolvimento de diretrizes (práticas baseadas em evidências) para as quais existem evidências científicas que mostram consistentemente que melhoram os resultados dos clientes, também destinadas a informar e influenciar a prática clínica Fenton *et al.,* (2005). Um objetivo proximal das orientações práticas é promover a utilização de intervenções terapêuticas eficazes e reduzir as variações inadequadas na prática clínica (Audet, 2013).

Na esquizofrenia de primeiro episódio, os tratamentos farmacológicos antipsicóticos devem ser introduzidos com grande cuidado devido ao maior risco de sintomas extrapiramidais (EPS). As estratégias apropriadas incluem a introdução gradual da medicação antipsicótica com a dose eficaz mais baixa possível, combinada com uma explicação cuidadosa (WFSBP, 2010), uma vez que as pessoas com esquizofrenia de primeiro episódio apresentam uma maior capacidade de resposta ao tratamento e uma maior sensibilidade aos efeitos adversos. Por conseguinte, o tratamento antipsicótico deve ser iniciado com doses mais baixas (Schizophrenia Bulletin, 2010). Os efeitos secundários extrapiramidais do tratamento antipsicótico devem ser evitados de modo a encorajar a futura adesão à medicação. Embora os antipsicóticos típicos possam ser tão eficazes como os antipsicóticos atípicos na redução dos sintomas positivos, frequentemente não são bem tolerados em doses baixas. Por este motivo, os antipsicóticos atípicos devem ser utilizados como terapêutica de primeira linha, começando com uma dose baixa e aumentando a dose muito lentamente ao longo de várias semanas (NICE, 2014).

No entanto, tais práticas em contextos clínicos são rebuscadas, uma vez que os estudos revelaram que os clínicos são particularmente relutantes em recomendar tratamentos antipsicóticos e mudanças de tratamento de acordo com as diretrizes clínicas e em seguir as suas recomendações de dosagem. As diretrizes de prática clínica específicas para cada doença constituem uma ferramenta útil para uma gestão clínica eficaz (Agency for health care policy and research, 2008).

Além disso, a gestão da esquizofrenia ultrapassou o mero controlo dos sintomas psicóticos para incluir a recuperação funcional e a reintegração social e profissional Nasrallah, *et al.,* (2002). A maioria dos clínicos concorda que o principal objetivo do tratamento de doentes com esquizofrenia de primeiro episódio é maximizar a eficácia clínica das intervenções na fase de primeiro episódio da doença, o que é conseguido através da utilização de uma gestão aderente às orientações (Kane, 2005).

Numerosas revisões recentes da evidência da investigação identificam as diretrizes como um conjunto central de intervenções que ajudam as pessoas com esquizofrenia de primeiro episódio a obter melhores resultados em termos de sintomas, estado funcional e qualidade de vida. Este conjunto central inclui a medicação prescrita dentro de parâmetros específicos como a dose, a frequência e a duração do tratamento (Department of Health, 2005).

A falta de adesão às diretrizes clínicas foi identificada como um impedimento significativo para a implementação de práticas baseadas em provas, para a disseminação eficaz do conhecimento e, em última análise, para a melhoria da qualidade dos cuidados (Chilvers *et al.*, 2006). Os estudos revelaram que a incapacidade dos médicos para recomendarem tratamentos antipsicóticos em consonância com as diretrizes clínicas e seguirem as suas recomendações de dosagem resulta numa elevada incidência de efeitos secundários e no insucesso do tratamento (Dickey *et al.,* 2006).

Além disso, a OMS encomendou um projeto de comparação de diretrizes no que diz respeito ao tratamento da esquizofrenia. Foi identificado um total de 27 diretrizes de 21 países diferentes. O objetivo era medir a qualidade científica das orientações práticas utilizando o instrumento recentemente publicado, desenvolvido por um grupo internacional de peritos em orientações, a escala de classificação da Appraisal Guideline Research and Evaluation Europe (AGREE Collaboration 2003). A orientação do National Institute of Clinical Excellence (NICE), sendo uma das orientações avaliadas, obteve a melhor e mais elevada qualidade metodológica de acordo com o AGREE. As diretrizes do NICE tiveram a melhor aplicabilidade e as suas recomendações são baseadas em provas (British Journal of Psychiatry, 2005). Em conformidade com o estudo da OMS, utilizámos as diretrizes do NICE como padrão de ouro para avaliar os níveis de adesão no hospital psiquiátrico de Chainama Hills.

De acordo com as diretrizes do NICE (2014), o tratamento inicial do primeiro episódio de esquizofrenia deve incluir o seguinte

- Antes de iniciar o tratamento, é necessário efetuar uma avaliação médica e também é importante ter em conta as doenças físicas que podem causar psicose.
- Os efeitos secundários do tratamento antipsicótico devem ser evitados para encorajar a futura adesão à medicação. Embora os antipsicóticos típicos possam ser tão eficazes como os antipsicóticos atípicos na redução dos sintomas positivos, são frequentemente tolerados em doses baixas. Por este motivo, os antipsicóticos atípicos devem ser utilizados como terapêutica de primeira linha, começando com uma dose baixa e aumentando a dose muito lentamente ao longo de várias semanas.
- Exemplos de doses-alvo iniciais adequadas para a maioria dos doentes são a risperidona 2mg/dia ou a olanzapina 7,5-10,0mg/dia. É de esperar que metade a dois terços dos doentes obtenham uma boa resposta aos sintomas psicóticos positivos em 3 semanas com a dose inicial, mas se necessário as doses podem ser aumentadas para 4 mg/dia de risperidona ou 20 mg de olanzapina. O nível de resposta clínica e o risco devem ser avaliados frequentemente,

mas a dose do antipsicótico só deve ser aumentada em intervalos muito espaçados (após a titulação inicial, geralmente 14-21 dias) se a resposta for inadequada e, em seguida, dentro dos limites da sedação e do aparecimento de efeitos secundários extrapiramidais

- Quando a utilização de antipsicóticos típicos é inevitável, estes devem ser iniciados em doses muito baixas (1-2 mg de haloperidol ou equivalente) e titulados muito lentamente dentro dos limites dos efeitos secundários extrapiramidais. Geralmente, a dose máxima é de 46 mg de haloperidol ou equivalente no primeiro episódio de psicose.

- Se os sintomas psicóticos positivos persistirem após um ensaio de dois antipsicóticos atípicos de primeira linha (cerca de 12 semanas), deve ser revista a razão do insucesso do tratamento. Os possíveis factores que contribuem para o insucesso do tratamento incluem problemas de adesão, stress familiar e abuso de substâncias.
- A clozapina e a terapia cognitivo-comportamental para sintomas persistentes são alternativas óbvias a considerar.

Num país onde a saúde mental continua a ser um desafio, a identificação precoce de pessoas na fase inicial de perturbações psicóticas, combinada com um tratamento ótimo, é suscetível de reduzir o peso da doença. O tratamento precoce da psicose ativa é benéfico por si só, pelo que os tratamentos farmacológicos devem ser introduzidos com grande cuidado em doentes que não tomam medicamentos, com o princípio primordial de causar o menor dano possível, procurando obter o máximo benefício (British Journal of Psychiatry 2005).

Existem muitos exemplos de médicos que utilizam tratamentos de forma inadequada, apesar de existirem provas claras sobre as circunstâncias em que os benefícios desses tratamentos superam os seus danos. Quando essa utilização excessiva ou insuficiente de tratamentos ocorre para doenças comuns, o ónus para o sistema de saúde e o risco para os doentes podem ser substanciais (Massawe, 2013).

Por conseguinte, avaliámos os níveis de adesão às diretrizes de tratamento antipsicótico para o primeiro episódio de esquizofrenia por parte dos prescritores de saúde mental no Chainama Hills Mental Hospital, com vista a melhorar a qualidade dos cuidados prestados aos doentes com esquizofrenia.

Por último, para efeitos do nosso estudo, a adesão às diretrizes de tratamento significou quando um prescritor fez escolhas de tratamento antipsicótico com base nas recomendações de tratamento estabelecidas, conforme documentado nas diretrizes de esquizofrenia do NICE 2014. Isto inclui tratamentos prescritos de forma adequada, ou seja, classe, nome, dose inicial, dose alvo e duração do tratamento corretos (JAMA 2013).

1.1. Declaração do problema

Em psiquiatria, tal como em todos os ramos da medicina, está a ser criado um leque de opções terapêuticas em constante expansão. Uma resposta para monitorizar esta complexidade evolutiva tem sido o desenvolvimento de diretrizes destinadas a normalizar a prática clínica. A importância das diretrizes de tratamento é promover a utilização de intervenções terapêuticas específicas e eficazes e reduzir as variações inadequadas na prática clínica que podem acabar por causar danos aos doentes. (Audet, 2013).

A falta de adesão às diretrizes clínicas por parte dos prescritores foi identificada como um obstáculo significativo à melhoria da qualidade de vida e também como uma razão para os efeitos secundários nocivos observados em doentes com esquizofrenia que tomam medicação antipsicótica Chilvers *et al.*, (2002).

Além disso, embora o desenvolvimento de diretrizes para os profissionais de saúde tenha ganho ímpeto nos últimos anos, isso não significa necessariamente que as recomendações descritas nas diretrizes sejam efetivamente seguidas (Carol, 2003).

Ganju, (2008) observou que, apesar dos grandes avanços recentes da investigação, existem grandes lacunas entre os conhecimentos em matéria de saúde mental e as práticas dos médicos no mundo real. Embora centenas de estudos tenham utilizado com êxito teorias básicas das ciências do comportamento para compreender, prever e alterar os comportamentos de saúde dos pacientes, os comportamentos dos médicos no sentido da implementação de práticas baseadas em provas não são claros.

Jeff *et al.* (2010), também na sua recente publicação no British Journal of Psychiatry, concluíram que existem lacunas significativas na avaliação e tratamento de doentes com esquizofrenia de primeiro episódio por parte dos prescritores. Concluíram ainda que, os seus resultados devem ser interpretados com cautela no contexto dos debates em curso e da incerteza sobre o que constitui um tratamento ótimo para estes doentes, uma vez que os prescritores podem não realizar sistematicamente um trabalho médico importante para os doentes com esquizofrenia de primeiro episódio. Os médicos podem prescrever doses de antipsicóticos demasiado elevadas e administradas durante um período de tempo inadequado. Se estas lacunas do seu estudo preliminar forem confirmadas através de mais investigação, são necessárias intervenções educativas adicionais para alinhar a gestão clínica com as diretrizes de prática publicadas para o tratamento desta população vulnerável.

Por conseguinte, o nosso estudo centrou-se na avaliação do nível de adesão às diretrizes de tratamento antipsicótico para o primeiro episódio de esquizofrenia pelos prescritores de saúde mental no hospital psiquiátrico de Chainama Hills, no distrito de Lusaka, em 2016.

1.2. Justificação do estudo

Este estudo centrou-se na prática dos prescritores de saúde mental relativamente à adesão às diretrizes de tratamento antipsicótico para a esquizofrenia de primeiro episódio, sendo a esquizofrenia um dos muitos problemas prioritários no nosso domínio da saúde pública.

Trata-se de um estudo que nunca foi investigado antes na Zâmbia, mas foram efectuados estudos semelhantes nos Estados Unidos da América, na Grã-Bretanha e na África do Sul, embora a maioria destes estudos tenha analisado a eficácia dos instrumentos utilizados na avaliação dos clínicos na gestão da esquizofrenia.

A urgência dos dados necessários (atualidade) para a realização de intervenções por parte dos decisores políticos no tratamento do primeiro episódio de esquizofrenia justificou ainda mais a realização deste estudo. O risco de confronto com as autoridades locais e nacionais foi diminuído pelo facto de estas serem beneficiárias dos resultados do estudo, o que solidificou ainda mais a razão de ser do nosso estudo.

Em psiquiatria, acredita-se que o progresso no sentido de ultrapassar a lacuna de implementação tem sido dificultado pela resistência dos profissionais à utilização de diretrizes clínicas na tomada de decisões de tratamento Bosch *et al.,* (2007).

Além disso, embora o desenvolvimento de diretrizes para os profissionais de saúde tenha ganho ímpeto nos últimos anos, isso não significa necessariamente que as recomendações descritas nas diretrizes sejam efetivamente seguidas Carol (2003). Por exemplo, Grol *et al (*2005) concluíram, num estudo observacional sobre dez diretrizes holandesas, que as recomendações das diretrizes foram seguidas pelos médicos de clínica geral numa média de 61% das decisões relevantes. Além disso, Bauer (2006) analisou 41 estudos sobre a aplicação de diretrizes clínicas no domínio dos cuidados de saúde mental, incluindo a esquizofrenia. A adesão às diretrizes foi encontrada em 27% dos estudos transversais e pré-pós e em 67% dos ensaios controlados em análise. Vários dos estudos mostraram que, após a cessação de estratégias de implementação específicas, as taxas de adesão regressaram às taxas de base.

Por conseguinte, este estudo teve como principal objetivo avaliar os níveis de adesão às diretrizes de tratamento antipsicótico para o primeiro episódio de esquizofrenia por parte dos prescritores de saúde mental no hospital de Chainama Hills em Lusaka.

1.3. Importância do estudo

Os níveis de adesão às diretrizes de tratamento antipsicótico para a esquizofrenia de primeiro episódio por parte dos prescritores de saúde mental não eram conhecidos no chainama, uma vez que não foi documentado nenhum estudo para estabelecer o conceito. Uma pesquisa Pub med, PsycINFO, JSTOR, Cochraine methodology, Blackwell, utilizando o termo de pesquisa "adherence to schizophrenia treatment guidelines in Zambia", não produziu resultados.

A existência de diferenças ou discrepâncias perceptíveis entre o que existe e a situação ideal em termos de níveis de adesão às diretrizes de tratamento antipsicótico para a esquizofrenia de primeiro episódio por parte dos prescritores de saúde mental foi eminente. Os resultados deste estudo permitirão que os decisores políticos apresentem intervenções para melhorar ainda mais o tratamento da esquizofrenia de primeiro episódio.

Este estudo permitirá igualmente obter informações sobre o estado atual dos cuidados prestados à esquizofrenia no hospital psiquiátrico de Chainama.

1.4. Questão de investigação

O meu problema de investigação estava sujeito à influência de uma série de factores, incluindo: a natureza da doença, os modelos de cuidados aceites na esquizofrenia de primeiro episódio, a evidência internacional relacionada com os níveis de adesão dos prescritores de saúde mental às diretrizes de tratamento antipsicótico na esquizofrenia de primeiro episódio e, mais importante ainda, a capacidade dos prescritores de saúde mental da Zâmbia para prestarem cuidados, dada a dinâmica da prática no país.

Ao formular o problema de investigação, foi considerada a seguinte questão:

Quais são os níveis de adesão às diretrizes de tratamento antipsicótico para a esquizofrenia de primeiro episódio entre as várias disciplinas de prescritores de saúde mental no hospital psiquiátrico de Chainama Hills?

1.5. Objetivo

O objetivo deste estudo foi avaliar os níveis de adesão às diretrizes de tratamento antipsicótico para o primeiro episódio de esquizofrenia por parte dos prescritores de saúde mental no Hospital psiquiátrico Chainama Hills em Lusaka.

1.6. Objectivos específicos

1. Descrever as caraterísticas demográficas dos prescritores do hospital psiquiátrico de Chainama Hills.
2. Descrever a capacidade dos prescritores do hospital de Chainama Hills para fazer um diagnóstico de esquizofrenia e invocar um despertar médico.
3. Avaliar a adequação da prescrição de antipsicóticos em termos de classe, nome, dose inicial, dose alvo e duração do tratamento.
4. Determinar os níveis de adesão às diretrizes de tratamento antipsicótico entre o psiquiatra e o oficial clínico de psiquiatria do hospital psiquiátrico de Chainama hills.

CAPÍTULO 2

2.0. REVISÃO DA LITERATURA

A nossa revisão da literatura foi efectuada a partir dos principais motores de busca, nomeadamente: Pub Med, MEDLINE, JSTOR, Cochraine methodology, PsycINFO, Blackwell, Google scholar e as revistas de psiquiatria com fator de impacto.

Foram analisados vários trabalhos de investigação para mostrar os conhecimentos disponíveis relacionados com os níveis de adesão às diretrizes de tratamento para a esquizofrenia inicial, que incluíam vinhetas de casos clínicos. A revisão incluiu a análise de métodos de estudo de investigação, resultados e impacto em estudos de intervenção de casos.

A tomada de decisões clínicas desempenha um papel crucial na transformação da ciência em serviço. Normalmente, as decisões de tratamento são avaliadas comparando-as com normas, tais como diretrizes práticas. Um padrão de adesão tem sido criticado por ser inadequado, mas até à data não foi proposta nenhuma alternativa mensurável. É evidente que a nossa pesquisa bibliográfica foi concebida para destacar o tempo em que os clínicos incorporaram ou não uma diretriz de tratamento de forma consistente.

Perspetiva global da adesão às diretrizes

Um estudo realizado por Paul *et al.,* (2009) intitulado "Examining the Influence of Clinician Decision Making on Adherence to a Clinical Guideline using a clinical vignette" (Examinar a influência da tomada de decisão do médico na adesão a uma diretriz clínica utilizando uma vinheta clínica). Vinte e um residentes de psiquiatria responderam a 64 vinhetas. O progresso esperado e a adesão do paciente ao tratamento foram sistematicamente manipulados nas vinhetas. Vinte e um residentes de psiquiatria voluntários com experiência no tratamento de pacientes com esquizofrenia participaram no estudo, que foi realizado em 2007. Os residentes completaram uma tarefa de estímulo que consistia em 64 vinhetas de casos (com preenchimentos) que foram construídas a partir de um conjunto totalmente equilibrado de cinco variáveis. A expetativa de progresso e a adesão ao tratamento foram duas das variáveis independentes do estudo. As outras três variáveis são as que constam da diretriz de Sernyak: A pontuação de gravidade CGI, que resume o estado atual do doente, e o passo da diretriz (o desenho utilizou os passos 2 e 4 do algoritmo de cinco passos). Foram criadas quatro ordens aleatórias das 64 vinhetas e atribuídas aleatoriamente aos residentes, que indicaram se apoiavam ou não a recomendação da diretriz. Verificou-se que a adesão às diretrizes era de 42% em toda a escala. As lições retiradas deste estudo são que, embora a adesão não tenha tido, por si só, uma influência significativa na aprovação das diretrizes por parte dos médicos, a adesão às diretrizes desempenhou um papel importante para explicar o baixo nível de aprovação, tal como indicado por uma interação bidirecional significativa entre o progresso esperado e a adesão (Wald $\chi 2$=10,6, df=4).

Um outro estudo realizado por Bernadette e colegas intitulado "Guideline-Concordant Antipsychotic Use and Mortality in Schizophrenia", (Bernadette *et al.,* 2012), cujo principal objetivo era determinar se os cuidados concordantes com as recomendações farmacológicas de 2009 da Schizophrenia Patient Outcomes Research

Team (PORT) para a esquizofrenia estão associados a uma diminuição da mortalidade. O estudo foi um estudo de coorte retrospetivo de beneficiários adultos do Maryland Medicaid com esquizofrenia e qualquer uso de antipsicótico de 1994 a 2004 (N = 2132).

A conclusão foi que: A continuidade anual dos antipsicóticos foi associada a uma diminuição da mortalidade. Entre os doentes com uma continuidade anual superior ou igual a 90%, o hazard ratio [HR] para a mortalidade foi de 0,75 (intervalo de confiança de 95% [IC] 0,57-0,99) em comparação com os doentes com rácios anuais de posse de medicação (MPR) inferiores a 10%. Os HRs para a mortalidade associados à continuidade anual contínua e média dos antipsicóticos foram 0,75 (IC 95% 0,58-0,98) e 0,84 (IC 95% 0,58-1,21), respetivamente. Entre os utilizadores de antipsicóticos de primeira geração, as doses superiores ou iguais a 1500 equivalentes de dose de CPZ foram associadas a um aumento do risco de mortalidade (HR 1,88, 95% CI 1,10-3,21), e a utilização de medicação antiparkinsónica foi associada a uma diminuição do risco de mortalidade (HR 0,72, 95% CI 0,55-0,95). As consultas de saúde mental também foram associadas a uma diminuição da mortalidade (HR 0,96, 95% CI 0,93-0,98). Concluíram ainda que a adesão às diretrizes farmacológicas do PORT foi associada a uma redução da mortalidade entre os doentes com esquizofrenia. Deve ser considerada a adoção de sistemas de monitorização de resultados e de programas inovadores de prestação de serviços para melhorar a adesão às diretrizes PORT. Do estudo deduzimos o papel significativo que a adesão às diretrizes de tratamento desempenha. Os resultados indicam uma diminuição da mortalidade por esquizofrenia devido ao facto de terem sido implementadas as etapas das diretrizes de tratamento no que diz respeito à duração do tratamento. No entanto, este estudo tem alguns pontos fracos, na medida em que analisou dados retrospectivos. Estes dados podem não refletir os tempos actuais, uma vez que estão a ser realizados cada vez mais programas de educação médica contínua (EMC) na maioria das instituições e os clínicos estão equipados com novas tendências práticas.

Além disso, o nosso estudo no hospital de Chainama Hills foi um estudo transversal que analisou as tendências actuais no que diz respeito aos níveis de adesão e também a utilização de uma vinheta clínica realçou a tendência atual com base no que os médicos pensam quando tomam decisões de tratamento.

Outro estudo foi realizado pelo Departamento de Psiquiatria do Hospital Geral de Massachusetts e pelo Departamento de Psiquiatria da Harvard Medical School Jeff *et al.,* (2010), com o objetivo geral de Avaliar a gestão dos clínicos do primeiro episódio de esquizofrenia utilizando vinhetas de casos clínicos, que se destinava a medir os níveis de adesão dos clínicos utilizando uma vinheta de caso clínico como ferramenta de avaliação da adesão, apresentando um doente com um primeiro episódio de esquizofrenia, foi criada e administrada aos participantes num programa de formação médica contínua.

As respostas de forma livre a perguntas relativas ao diagnóstico diferencial, à investigação, ao tratamento e à duração do tratamento foram classificadas com base em diretrizes de prática publicadas. As frequências das respostas foram tabuladas e o desempenho foi comparado entre as disciplinas profissionais. Os resultados do estudo revelaram que os prescritores têm dificuldade em administrar um tratamento coerente com as diretrizes, uma vez que a adesão foi de 17% em algumas escalas. A nossa análise destes resultados é que a utilização de uma vinheta clínica com perguntas de forma livre foi uma melhor forma de avaliar os médicos no que diz respeito à adesão às diretrizes do que a utilização de perguntas fechadas. Além disso, os baixos níveis de adesão em algumas escalas observados neste estudo podem não ser um verdadeiro reflexo do estado dos prescritores, uma vez que este estudo também incluiu outros não prescritores na população do estudo, o que o nosso estudo em chainama não incluiu não prescritores de antipsicóticos.

Além disso, Michael *et al.* (2003), no seu estudo, concluíram que as diretrizes de tratamento não são frequentemente seguidas. Os autores examinaram as práticas de prescrição de neurolépticos de psiquiatras responsáveis por 47 doentes com esquizofrenia que estavam a ser tratados em centros de saúde do Departamento de Assuntos dos Veteranos. Em 22 destes doentes, a mudança de medicação foi indicada por diretrizes previamente aprovadas pelo prescritor; em 21 destes 22 doentes, os prescritores indicaram que não seria tentada uma mudança de neuroléptico; em 15 doentes (71%), a razão apresentada foi a recusa do doente em mudar de medicação ou o não cumprimento do tratamento medicamentoso por parte do doente.

Os resultados sugerem que a concordância dos doentes com as diretrizes de tratamento deve ser tida em conta na avaliação da utilização dessas diretrizes pelos prescritores Michael *et al.,* (2003). Este estudo também destacou outro domínio de pensamento que mostrou que a adesão às diretrizes não era apenas um atributo dos prescritores, mas também os factores dos doentes tinham um papel a desempenhar na escolha do medicamento, na duração do tratamento e na dose. Mais uma vez, cabe exclusivamente aos prescritores assegurar que os doentes tomam decisões informadas com base na informação que lhes é disponibilizada pelos prescritores, tal como estipulado nas diretrizes de tratamento. Para este efeito, o nosso estudo utilizou as diretrizes NICE 2014, que são mais abrangentes na abordagem do papel dos doentes na escolha do tratamento.

Num outro estudo de Thomas *et al.,* (2001) intitulado "Evidence-Based Pharmacologic Treatment for People with Severe Mental Illness: A Focus on Guidelines and Algorithms", o autor concluiu que o potencial das diretrizes para melhorar os cuidados de saúde dependia, em última análise, da aceitação e do empenho dos administradores, dos consumidores e dos membros da equipa de tratamento. A implementação bem sucedida das diretrizes exigia apoio administrativo e prescritores motivados. Os membros não médicos da equipa de tratamento têm um papel fundamental na monitorização do cumprimento da medicação, influenciando as atitudes dos doentes e das famílias em relação às mudanças no tratamento e fornecendo feedback crítico aos prescritores sobre o estado clínico do doente e a resposta ao tratamento. Os consumidores e os seus familiares devem ter um papel ativo na discussão das opções terapêuticas, na iniciação de alterações e no fornecimento de feedback sobre a resposta ao tratamento. Para atingir o potencial de melhoria da qualidade dos cuidados através da utilização de diretrizes de medicação baseadas em práticas comprovadas, é necessária a colaboração entre decisores políticos, administradores, prestadores e consumidores de cuidados psiquiátricos.

É interessante notar que outro estudo, "Gaps between Knowing and Doing: Understanding and Assessing the Barriers to Optimal Health Care "Lorna *et al.,* (2007), observaram que existe um fosso significativo entre a ciência e as diretrizes de prática clínica, por um lado, e a prática clínica real, por outro.

Matthews *et al.,* (2007) no seu estudo intitulado "Applying Theory-Driven Approaches to Understanding and

Modifying Clinicians' Behavior: What Do We Know?" (O que sabemos?) relata que, apesar dos grandes avanços recentes da investigação, existem grandes lacunas entre o conhecimento aceite sobre saúde mental e as práticas reais dos médicos. Embora centenas de estudos tenham utilizado com sucesso teorias básicas da ciência comportamental para compreender, prever e alterar os comportamentos de saúde dos pacientes, não é claro até que ponto estas teorias - sobretudo a teoria da ação racional (TRA) e a sua extensão, a teoria do comportamento planeado (TPB) - foram aplicadas para compreender e alterar o comportamento dos médicos.

Concluíram que o negócio da saúde mental é a mudança de comportamento. Tal como os terapeutas procuram compreender os seus pacientes através de um processo de diagnóstico exaustivo antes de recomendarem ou aplicarem o tratamento adequado, os indivíduos encarregados de melhorar o comportamento dos clínicos devem fazer o mesmo. Compreender as atitudes, as normas subjectivas e o controlo comportamental percebido dos clínicos e fornecer o apoio necessário são as chaves para desenvolver uma intervenção com maior probabilidade de ter impacto no comportamento. Utilizando a base teórica dos estudos que foram concluídos, os investigadores da área da saúde mental, os clínicos e os decisores políticos estão numa posição única para serem líderes em intervenções inovadoras e ponderadas que se baseiam na melhor ciência para compreender e mudar o comportamento dos clínicos.

Perspetiva regional para a adesão às diretrizes

Além disso, foram realizados estudos semelhantes em África. Um dos estudos realizados na Nigéria e publicado na revista African Journal of Psychiatry, volume 10 de 2007, intitulado "Poly pharmacy in psychiatric outpatient's practice in northern Nigeria" (Adeponle, et al 2007), concluiu que a complexa interação de factores que influenciam a prática da prescrição médica exige a adoção de uma abordagem mais pragmática nos esforços para reduzir a prática da polifarmácia. Isto implica a implementação de diretrizes específicas. Foi efectuado um estudo transversal, com recurso à revisão de fichas de novos doentes numa consulta externa. Foram observados 278 doentes, dos quais 92% receberam dois ou mais medicamentos de forma irracional. Os resultados significaram que os médicos não estavam a aderir às diretrizes de tratamento da psicose, daí o uso irracional de fármacos antipsicóticos, como se pode ver pelo uso de mais do que um fármaco, o que é contrário à maioria das diretrizes de tratamento antipsicótico.

Na África do Sul, foi realizado um estudo semelhante ao realizado na Nigéria e publicado no African Journal of Psychiatry volume 10 de 2007 intitulado "antipsychotic prescription patterns in Xhosa patients with schizophrenia or schizoaffective disorder" (Koen, et al 2008). O principal objetivo do estudo era examinar o grau em que os médicos sul-africanos utilizam diretrizes de tratamento semelhantes na prescrição de medicamentos antipsicóticos. Os investigadores observaram discrepâncias nos padrões de prescrição de medicamentos entre os hospitais examinados e recomendaram ainda que é agora fundamental melhorar a aplicação prática das diretrizes na África do Sul para fazer face à baixa utilização de clozapina e à elevada frequência de poli-farmácia. Os autores relataram uma taxa global baixa (10%) de utilização de clozapina e uma ocorrência relativamente elevada de polifarmácia (28,6%) nos 510 doentes. Registaram-se diferenças estatisticamente significativas entre as três áreas de influência em termos de utilização de clozapina (p=0,002) e haloperidol (p=0,001). Este estudo também realçou o fosso que existe entre o que é feito e o que deveria ser feito. A adesão às diretrizes continua a ser um desafio.

Perspetiva local para a adesão às diretrizes

Na Zâmbia, até à data, não foi documentado qualquer estudo. Parece haver muito pouco trabalho de investigação no domínio da saúde mental, tal como evidenciado pela pesquisa bibliográfica que efectuámos.

Resumo da revisão da literatura

A vasta pesquisa bibliográfica e as revisões efectuadas revelaram a existência de um fosso significativo entre a ciência e as diretrizes de prática clínica, por um lado, e a prática clínica real, por outro. Observámos que o problema da adesão às orientações para o tratamento da esquizofrenia era real, uma vez que a maioria dos prescritores estava relutante em implementar os algoritmos de tratamento estipulados pelas orientações e que era importante saber se os prescritores aderiam às orientações antes de se implementarem outras intervenções para melhorar os resultados dos doentes. Os factores associados a esta relutância são complexos e vão desde os atributos comportamentais individuais dos médicos até aos factores relacionados com os doentes, que também influenciam a medida em que um prescritor implementa tratamentos que seguem as diretrizes.

Uma das lições importantes aprendidas foi também a complexidade da melhor abordagem metodológica para estudar a adesão às diretrizes. Foram observadas várias abordagens que tentam relacionar as práticas do mundo real dos clínicos com as práticas baseadas na evidência. Do nosso ponto de vista, a utilização de vinhetas de casos clínicos destacou-se como um método afetivo, especialmente aquele com perguntas abertas de forma livre, que pareceu ser essencialmente equivalente a pacientes padronizados e auditorias de prontuários e avaliou os médicos melhor do que a utilização de respostas fechadas e revisões retrospectivas de prontuários, como observado em alguns estudos.

O método da vinheta de caso clínico avaliou a adesão de uma forma abrangente e com palavras reais do que as ferramentas de avaliação educativa tradicionais, que tendem a avaliar o conhecimento de factos isolados.

A importância desta revisão da literatura para o nosso estudo em cadeia que realizámos foi o facto de nos ter orientado para a melhor abordagem metodológica possível a adotar, o que nos permitiu responder à nossa pergunta de investigação e nos ajudou a desenvolver os nossos objectivos e a analisar os nossos dados com base nos problemas destacados e nas conclusões dos estudos que revimos.

CAPÍTULO 3

3.1 . METODOLOGIA

O objetivo geral desta investigação foi avaliar os níveis de adesão às diretrizes de tratamento com antipsicóticos para a esquizofrenia de primeiro episódio por parte dos prescritores do hospital psiquiátrico de Chainama Hills em Lusaka, Zâmbia, e relacionou-se especificamente com a adequação dos antipsicóticos em termos de classe, nome, dose inicial, dose-alvo e duração do tratamento.

Os investigadores pretendiam recolher dados com base no facto de não existirem dados actualizados que descrevessem os níveis de adesão às diretrizes de tratamento antipsicótico para o primeiro episódio de esquizofrenia.

Este capítulo incluiu o seguinte: conceção do estudo, cenário do estudo, fonte de dados, população do estudo, critérios de inclusão/exclusão, dimensão da amostra/método de amostragem, variáveis, recolha de dados/ferramentas de recolha de dados, consolidação/análise/interpretação dos dados, padrões de ouro para o tratamento e considerações éticas.

3.2 Conceção do estudo

Este foi um estudo transversal cujo desenho nos permitiu manter a validade relativamente aos objectivos. Este estudo descritivo teve como objetivo avaliar a adesão às diretrizes de tratamento antipsicótico para o primeiro episódio de esquizofrenia por parte dos prescritores de saúde mental no hospital Chainama Hills Mental.

Foi apresentada aos prescritores uma vinheta de um caso clínico, apresentando um doente com esquizofrenia de primeiro episódio. Isto porque a avaliação formal da adesão às diretrizes pela capacidade dos prescritores para avaliar e tratar a esquizofrenia de primeiro episódio é um desafio. É pouco provável que as perguntas fechadas de escolha múltipla e outros instrumentos de avaliação habitualmente utilizados reflictam a prática clínica. Em contrapartida, as vinhetas de casos clínicos que permitem respostas livres a perguntas abertas parecem avaliar de perto a adesão medida por revisões de prontuários e pacientes simulados e são mais eficientes do que essas outras medidas de adesão (Peabody *et al.,* 2008, Paul *et al.,* 2010).

Assim, neste estudo, descrevemos o nosso estudo preliminar sobre a capacidade dos prescritores de saúde mental para fornecerem um tratamento coerente com as diretrizes a doentes com esquizofrenia de primeiro episódio, medido pelas respostas a uma vinheta de caso clínico.

3.3 Local de estudo

O estudo foi efectuado no Chainama Hills Mental Hospital em Lusaka. O único hospital de referência de saúde mental de terceiro nível na Zâmbia. O hospital atende tanto pacientes internados como pacientes externos de toda a Zâmbia.

3.4 População do estudo e fonte de dados

A população do estudo incluiu médicos psiquiatras, estudantes de mestrado em medicina em psiquiatria, médicos residentes e oficiais clínicos de psiquiatria que são obrigados por lei a prescrever antipsicóticos e a tratar doentes mentais na Zâmbia e que trabalham no hospital de saúde mental de Chainama.

A fonte de dados foi a vinheta de um caso clínico de um doente que apresentava sintomas clássicos de esquizofrenia na primeira apresentação. A vinheta continha quatro perguntas de resposta aberta.

3.5 Critérios de inclusão

Todos os prescritores de saúde mental baseados no Hospital Chainama Hills estão registados no Conselho de Profissionais de Saúde da Zâmbia.

3.6 Critérios de exclusão

Todos os outros profissionais de saúde não autorizados a prescrever medicamentos antipsicóticos pelo Conselho das Profissões de Saúde da Zâmbia.

3.7 Determinação da dimensão da amostra

A população-alvo com base no estabelecimento hospitalar disponibilizado pelo departamento de Recursos Humanos era de 35. Utilizando a calculadora estatística CDC-Epi Info para a dimensão da amostra (CDC 2013), a dimensão da amostra foi calculada em 32 com um nível de confiança de 95%. No entanto, apenas um total de 31 prescritores concordou e participou no estudo, dos quais 12 eram médicos, incluindo consultores, registadores e estudantes de Psiquiatria e 19 funcionários clínicos com especialidade em psiquiatria.

3.8 Variáveis do estudo

As variáveis utilizadas para realizar este estudo estão resumidas na tabela 1 abaixo.

Tabela 1.variáveis utilizadas no estudo.

variable	Definition	Scale of measurement	measurement
Discipline	Psychiatrist or Clinical officer psychiatry	Categorical	Percentage
Differential diagnosis	Schizophrenia, schizoaffective, Major depression, Bipolar, substance induced psychosis as suggested by prescriber.	Categorical	Percentage
Antipsychotics Prescribed	Antipsychotic drugs prescribed as: Ariprprazole, clozapine, Haloperidol, etc., in response to the clinical case vignette.	categorical	Percentage
Appropriateness of antipsychotics	Defined as correct name, initial dose, target dose and treatment duration as recommended in the NICE 2014 guidelines.	Categorical	Percentage ,Mean & SD
Relationship between discipline &appropriateness of antipsychotics	Prescriber discipline who will prescribe according to or against NICE 2014 guidelines.	Categorical	Chi-Square P<0.05

3.9 Recolha de dados e técnicas de amostragem

Foi utilizada uma amostragem por conveniência. Isto implicou que todos os prescritores que deram o seu consentimento foram incluídos no estudo, devido à dimensão limitada da população-alvo e da amostra.

3.10 Instrumentos de recolha de dados

Foi utilizada uma vinheta de caso clínico criada com respostas abertas pontuadas por algoritmos para avaliar a adesão dos prescritores.

3.11 . Pré-teste dos instrumentos de investigação

Antes de iniciar a recolha de dados, procedeu-se a um pré-teste dos instrumentos de investigação para determinar os pontos fortes e fracos do questionário de vinhetas de casos clínicos em termos de formato das perguntas, pertinência, fiabilidade, redação incorrecta e ordem.

3.12 . Recrutamento e formação de assistentes de investigação

Foi recrutado um assistente de investigação com experiência prévia na recolha de dados e um enfermeiro de saúde mental orientado para os objectivos do estudo.

3.13 . Procedimento de recolha de dados

3.14 . Procedimento de preenchimento e pontuação das vinhetas

Foi utilizada uma vinheta de caso clínico com respostas abertas pontuadas por algoritmos. Esta vinheta está dividida em três secções, começando com um cenário amplamente descrito, com múltiplas possibilidades de diagnóstico, que gradualmente se concentram para permitir perguntas sobre a gestão. A vinheta descreve um doente que se apresenta inicialmente com sintomas psicóticos prováveis e que, no final do caso, foi diagnosticado com esquizofrenia. O psiquiatra consultor do Departamento de Psiquiatria da Universidade da Zâmbia editou o caso para garantir a sua clareza, foco e relevância clínica.

Os prescritores individuais deram o seu consentimento por escrito num local da sua conveniência. Foi pedido aos participantes que dessem respostas escritas de forma livre a perguntas abertas em pontos estratégicos do processo.

As duas primeiras perguntas referiam-se à avaliação do primeiro episódio de psicose em geral.

Na parte da frente do formulário de resposta, a pergunta 1 questionava sobre o diagnóstico diferencial e a pergunta 2 perguntava sobre os passos seguintes na avaliação do doente.

No verso do formulário, o Participante foi instruído a assumir que o doente tem o diagnóstico de esquizofrenia. Por fim, a pergunta 4 solicitava a duração proposta para o tratamento após a remissão dos sintomas do paciente.

Para gerar o sistema de pontuação numérica para as respostas de forma livre, foram revistas as diretrizes publicadas (NICE 2014) sobre a avaliação e o tratamento da esquizofrenia.

Para a última pergunta sobre a duração do tratamento, a revisão das diretrizes sugere que 1 ano será considerado como a duração mínima adequada do tratamento.

Era possível obter um total de quatro pontos para cada pergunta. As respostas receberam pontos para os cuidados de saúde aderentes às diretrizes e zero pontos para os cuidados de saúde desnecessários.

No que respeita às perguntas para as quais uma resposta ideal é composta por vários itens e em que é encorajada uma reflexão alargada (por exemplo, perguntas sobre diagnósticos diferenciais), foi atribuído um ponto a cada resposta aceitável, até um máximo de quatro pontos.

Para as perguntas em que a resposta ideal era uma única resposta (por exemplo, Duração do tratamento), as respostas conformes com as diretrizes receberam quatro pontos.

3.15 . Análise de dados Procedimento

Os dados foram analisados utilizando o pacote estatístico SPSS (SPSS versão 21). Neste estudo foram utilizadas estatísticas descritivas e inferenciais. Todos os testes estatísticos foram de duas caudas e a significância foi fixada em $P < 0,05$. (Riegeman, 2005). As variáveis analisadas e a forma como foram medidas estão descritas na tabela 2.

- Estatísticas descritivas:

Foram registadas as frequências de resposta a todas as perguntas, com especial incidência nas seguintes: a. Proporção de prescritores que incluíram a esquizofrenia no seu diagnóstico diferencial e número médio de diagnósticos considerados (Pergunta 1).

b. Proporção de prescritores que recomendaram um exame toxicológico e outros exames médicos (Pergunta 2).

c. Tratamento antipsicótico mais frequentemente escolhido e dose-alvo média (Pergunta 3) d. Duração média do tratamento antipsicótico que o prescritor planeava aplicar ao doente simulado na vinheta, após a remissão dos sintomas (Pergunta 4)

- Estatística inferencial:

Os dados foram analisados utilizando o pacote de software estatístico SPSS versão 21. Todas as

estatísticas

Os testes foram realizados ao nível de significância de 5%. O teste do qui-quadrado de Pearson foi utilizado para comparação de proporções entre psiquiatras e oficiais de clínica psiquiátrica.

Tabela 2: Análise estatística.

variable	Definition	Scale of measurement	measurement	Inference statistics
Discipline	Psychiatrist or Clinical officer psychiatry	Categorical	Percentage	
Differential diagnosis	Schizophrenia, schizoaffective, Major depression, Bipolar, substance induced psychosis as suggested by prescriber.	Categorical	Percentage	
Antipsychotics Prescribed	Antipsychotic drugs prescribed as: Ariprprazole, clozapine, Haloperidol, etc., in response to the clinical case vignette.	categorical	Percentage	
Appropriateness of antipsychotics	Defined as correct name, initial dose, target dose and treatment duration as recommended in the NICE 2014 guidelines.	Categorical	Percentage ,Mean & SD	
Relationship between discipline &appropriateness of antipsychotics	Prescriber discipline who will prescribe according to or against NICE 2014 guidelines.	Categorical		Chi-Square P<0.05

As perguntas 1 a 4 da vinheta clínica estão em conformidade com o plano de gestão passo a passo das diretrizes de tratamento do NICE que os prescritores devem seguir rigorosamente quando gerem um caso de esquizofrenia de primeiro episódio.

- Avaliação global de todas as questões:

  Para cada prescritor que tentou a vinheta de caso clínico, a pontuação para as quatro (04) perguntas totais e para cada uma das perguntas individuais foi tabulada. Além disso, as pontuações médias combinadas para as perguntas de avaliação 1 e 2 e para as perguntas de tratamento 3 e 4 foram calculadas e foi utilizado um *teste t* de amostra independente para comparar o desempenho entre as perguntas de avaliação agrupadas e as perguntas de tratamento agrupadas para determinar se o desempenho entre estes domínios diferia. A pontuação máxima para cada pergunta era de quatro e a pontuação máxima atingível era de 16 pontos.
- Impacto da disciplina no desempenho global em todas as questões (objetivo preliminar):

Isto implica as várias categorias de prescritores de saúde mental nos critérios de inclusão. Todos os prescritores que deram o seu consentimento foram solicitados a fornecer informações sobre a sua disciplina profissional. Isto foi feito para que fosse possível efetuar um *teste t* para determinar se existiam diferenças entre grupos. As diferenças foram examinadas entre Médicos e Oficiais Clínicos de Psiquiatria. Estas avaliações foram efectuadas utilizando a pontuação total em questões individuais e a pontuação conjunta nas questões de avaliação e tratamento como variável dependente em análises separadas.

- Adesão global às diretrizes de tratamento antipsicótico:

  A adesão global às diretrizes de tratamento foi medida como uma percentagem resultante da combinação das pontuações médias das perguntas de avaliação 1 e 2 e das perguntas de tratamento 3 e 4, utilizando o sistema Traffic-Lights, conforme ilustrado na página 24.

Tabela 3: Ferramenta do sistema de semáforos para avaliar a adesão às diretrizes.

Sistema de semáforos com gama de critérios associados

% compliance	Colour of traffic light
Less than 85	Red
85-95	Amber
Greater than 95	Green

Fonte: Modelo de auditoria do Royal College of Pathologists, Medical Microbiologists

Disponível em: http://www.rcpath.org/clinical-effectiveness/medicalmicrobilogy-audit- templates.htm

Com valores superiores a 95% (cor verde no semáforo que simboliza avançar) significa que a adesão às diretrizes foi alcançada. Neste caso, a percentagem é calculada pelo desempenho dos prescritores em toda a escala, ou seja, nas perguntas 1 e 2 e nas perguntas 3 e 4.

3.15. Normas de ouro para o tratamento

As respostas à vinheta clínica foram analisadas quanto à conformidade com as diretrizes de tratamento antipsicótico do National Institute for Health and Care Excellence (NICE 2014) para esquizofrenia de primeiro episódio Wolfgang *et al.,* (2015).

3.16. CONSIDERAÇÕES ÉTICAS

Foi obtido o consentimento dos participantes antes de participarem no estudo e estes tinham o direito de recusar a sua participação.

Todas as informações obtidas dos participantes são consideradas confidenciais e utilizadas apenas para efeitos do presente estudo. A autorização para a realização do estudo foi obtida junto da ERES CONVERGE REB e do Ministério da Saúde.

Os dados são armazenados e conservados num ficheiro pass word num computador na Direção de Estudos de Pós-Graduação da Universidade da Zâmbia. Os dados só serão destruídos dois (02) anos após a publicação.

CAPÍTULO 4

4.0 RESULTADOS

Este capítulo apresenta uma breve descrição das caraterísticas da amostra: dados demográficos dos participantes no estudo, o nome e a classe dos antipsicóticos prescritos, a dose inicial, a dose-alvo e a duração do tratamento de acordo com os requisitos das diretrizes de tratamento antipsicótico do NICE 2014. O capítulo também mostrará uma associação estatística entre o tipo de disciplina profissional e os níveis de adesão às diretrizes antipsicóticas do NICE 2014 para a esquizofrenia de primeiro episódio.

4.0 Dados demográficos

4.1 Dados demográficos dos participantes - Profissão

Dos resultados obtidos, 61,3% dos prescritores eram clínicos de psiquiatria e 38,7% eram psiquiatras (fig.1).

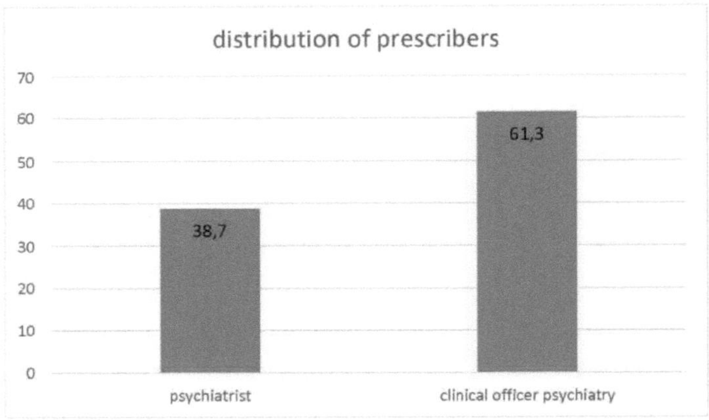

Figura 1.distribuição dos prescritores.

Este número mostra que 63,1% dos prescritores são consultórios clínicos.

4.1.1 Dados demográficos - género

Os resultados do estudo mostram que havia 50% de psiquiatras do sexo feminino e 50% de psiquiatras do sexo masculino, por oposição a 15,8% de psiquiatras do sexo feminino e 84,2% de psiquiatras do sexo masculino (fig.2)

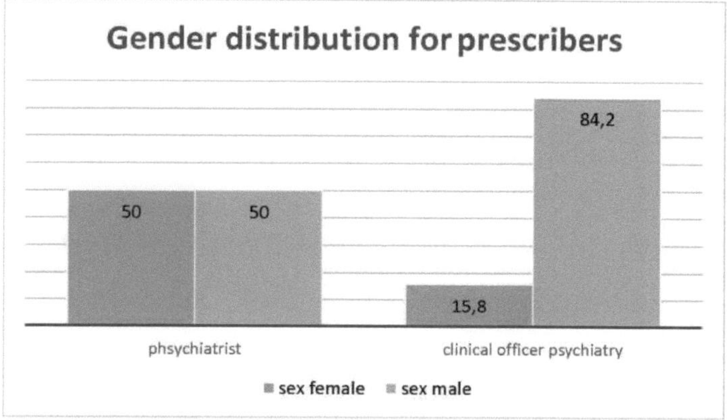

Figura 2.distribuição por género dos prescritores

Este valor mostra que 84,2% dos prescritores participantes são do sexo masculino.

4.2 Diagnóstico, Nome do medicamento, Dose do medicamento e Duração do tratamento.

4.2.1 Proporção de diagnósticos efectuados pelos prescritores com base na vinheta do caso clínico

Os resultados do estudo mostram as proporções dos diferentes diagnósticos feitos pelos inquiridos com base na vinheta de um caso clínico de um doente que apresenta novos sintomas psicóticos (fig.3 e tabela 3)

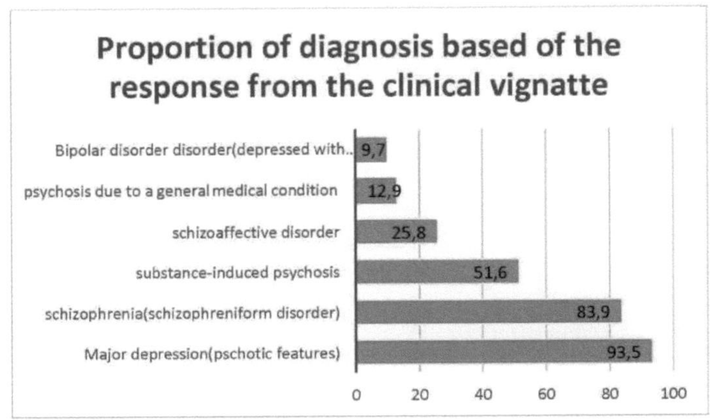

Figura 3: Proporção de diagnósticos considerados pelos inquiridos com base na vinheta de caso clínico.

Isto mostra que 93,5% dos diagnósticos de escolha entre os prescritores foram depressão major com caraterísticas psicóticas.

Tabela 4: Proporção de diagnósticos efectuados pelos prescritores com base na vinheta do caso clínico

Diagnosis	Frequency	
	n	%
Major depression (with psychotic features)	29	93.5
Schizophrenia (or schizophreniform disorder)	26	83.9
Substance-induced psychosis (e.g. cannabis-induced)	16	51.6
Schizoaffective disorder	8	25.8
Psychosis due to a general medical condition (e.g. infection)	4	12.9
Bipolar disorder (depressed with psychosis)	3	9.7

4.2.2 Nome, dose inicial e dose-alvo dos antipsicóticos prescritos

Os resultados mostram que, dos cinco antipsicóticos prescritos, a maioria dos inquiridos prescreveu Risperidona, um medicamento antipsicótico atípico (58,1%), em oposição ao Haloperidol (22,6%). O estudo mostra ainda que a dose inicial média e a dose-alvo para a risperidona foram de 3,2 ± 1,92 e 8,1 ± 2,22, respetivamente (fig. 3 e quadro 4).

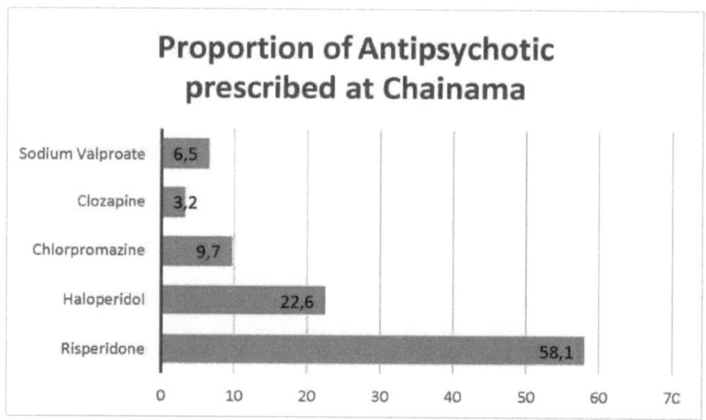

Figura 4 proporção de antipsicóticos prescritos no hospital de chainama hills.

A figura mostra uma maior proporção de prescritores que prescrevem Risperidona, 58,1%.

Tabela 5. Antipsicóticos (doses médias iniciais e alvo) selecionados para um doente com primeiro episódio de esquizofrenia.

Antipsychotic	Number (%)	Mean initial dose (mg)	Mean target dose (mg)
Risperidone	18 (58.1)	3.2 ± 1.92	
Haloperidol	7 (22.6)	6.0 ± 3.86	10.7 ±4.50
Chlorpromazine	3 (9.7)	83.3 ± 28.87	133.3 ±57.74
Clozapine	1 (3.2)		
Sodium Valproate	2 (6.5)		

4.2.3Percentagem da duração do tratamento com antipsicóticos para o primeiro episódio de esquizofrenia recomendada pelos prescritores no hospital de Chainama Hills.

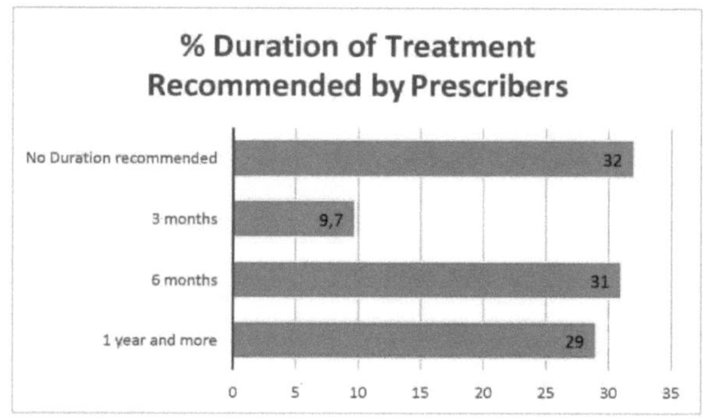

Figura 5 Mostra a percentagem de duração do tratamento recomendado.

O estudo concluiu que uma percentagem ligeiramente superior de prescritores não recomendava qualquer duração de tratamento (32%).

A duração média global do tratamento foi de 0,7 anos ± 0,30.

4.3. Avaliação global do desempenho em todas as perguntas

O estudo constatou que a pontuação total da vinheta era baixa (média de 8,4 e DP ± 4,86).

Tabela 6. Estatísticas resumidas dos casos de pontuação das perguntas

	Question 1 Score	Question 2 Score	Question 3 Score	Question 4 Score
N	31	31	31	31
Mean	2.77	1.68	2.63	1.16
Median	3.00	.00	3.00	.00
Std. Deviation	1.023	2.006	.966	1.846
Minimum	1	0	0	0
Maximum	4	4	4	4

4.4. Impacto da disciplina profissional no desempenho

4.5. Resultados da associação entre o diagnóstico considerado e a disciplina profissional do prescritor no hospital de chainama hills.

O estudo concluiu que não houve significância estatística entre os dois grupos de prescritores em relação ao diagnóstico. (Tabela 7).

Tabela 7. Resultados da associação entre o diagnóstico considerado e a disciplina profissional do prescritor no hospital de chainama hills.

Relationship between Psychiatrist &COP in Diagnosis	P-Value	Interpretation
Schizophrenia	0.62	Not significant
Schizoaffective disorder	0.68	Not significant
Major depression with psychotic features	0.51	Not significant
Bipolar disorder	0.54	Not Significant
Substance induced psychosis	0.55	Not significant
Psychosis due to a general medical condition	0.63	Not significant

4.6. Análise do nome do medicamento antipsicótico, exame médico, dose inicial, dose alvo, Tratamento Duração recomendada pelos dois grupos de prescritores do hospital de chainama hills.

O estudo não encontrou uma relação significativa entre os dois grupos de prescritores visto a variável na tabela 7.

Tabela 8. Análise bivariada das variáveis do estudo com a disciplina profissional

Variable	Psychiatrist		COP		P-value
	n	%	n	%	
Initial medication treatment					
Chlorpromazine	0	0.00%	3	15.8%	0.34
Clozapine	0	0.0%	1	5.3%	
Haloperidol	4	33.3%	3	15.8%	
Risperidone	8	66.7%	10	52.6%	
Sodium Valproate	0	0.0%	2	10.5%	
Recommended urine toxicology					
No	5	41.7%	13	68.4%	0.14
Yes	7	58.3%	6	31.6%	
Question 3 Initial dose correct					
No	5	41.7%	11	57.9%	0.38
Yes	7	58.3%	8	42.1%	
Question 3 target dose correct					
No	10	83.3%	17	89.5%	0.63
Yes	2	16.7%	2	10.5%	
Recommended 1 year treatment					
No	8	66.7%	14	73.7%	0.70
Yes	4	33.3%	5	26.3%	
Question 1 score					
mean, SD	3.2, 0.94		2.5, 1.01		0.09
Question 3 score					
mean, SD	2.9, 0.71		2.5, 1.09		0.27
Assessment Question (1&2)					
mean, SD	5.5, 2.94		3.8, 2.67		0.11
Treatment Question (3&4)					
mean, SD	4.3, 2.27		3.7, 2.54		0.48
Overall score					
mean, SD	9.8, 4.75		7.5, 4.84		0.19

4.7. Determinação dos níveis de adesão dos prescritores às diretrizes NICE 2014 utilizando o Sistema de semáforos com gama de critérios associados.

4.7.1 Nível global de adesão

Globalmente, o estudo concluiu que apenas 3,2% dos prescritores cumpriram as diretrizes do NICE de 2014, como

medidos pela ferramenta do sistema Traffic-Light (quadro 9 e figura 5).

Tabela 9. Resultados da adesão com base na ferramenta do sistema Traffic-Light para medir a adesão.

Traffic light	Percent
Red	74.2
Yellow	22.6
Green	3.2

*VERMELHO significa que não está a cumprir as orientações

*Amarelo significa que as diretrizes não estão a ser cumpridas.

*Verde significa aderir às Diretrizes

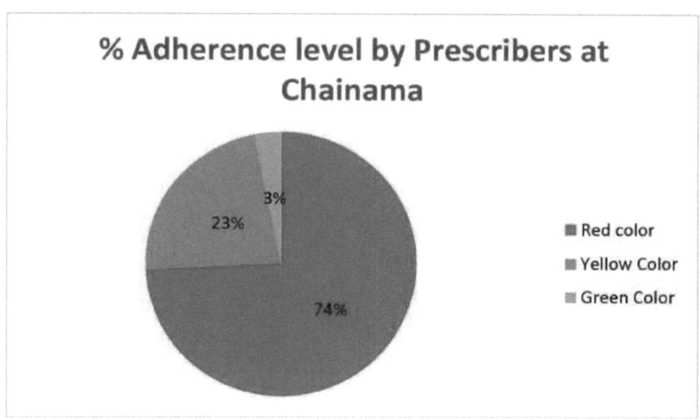

A Figura 6 mostra a percentagem de níveis de adesão.

Os resultados do sistema Traffic-Light para a adesão mostraram que apenas 3,2% dos prescritores do hospital chainama hills estavam a aderir às recomendações das diretrizes NICE 2014.

4.8. Associação entre os níveis de adesão e o prescritor no hospital de Chainama hills.

O estudo não encontrou qualquer significado estatístico entre os dois grupos de prescritores no que respeita à adesão às diretrizes do NICE 2014 (Tabela 10).

Tabela 10. Tabulação cruzada entre conformidade e disciplina profissional.

Variable	Psychiatrist		COP		P-value
	n	%	n	%	
Compliance					
Less than 85% (Red)	8	66.7%	15	78.9%	0.63
85% - 95% (Yellow)	3	25.0%	4	21.1%	
Greater than 95% (Green)	1	8.3%	0	0.0%	

CAPÍTULO 5

5.1 DISCUSSÃO

5.1 Introdução

O estudo teve como objetivo avaliar os níveis de adesão às diretrizes de tratamento antipsicótico para o primeiro episódio de esquizofrenia por parte dos prescritores de Saúde Mental no hospital de Chainama Hills em Lusaka.

Neste capítulo, a discussão será estruturada de acordo com a estrutura dos resultados. Incluirá os dados demográficos da população do estudo, o diagnóstico, o exame médico, os antipsicóticos prescritos, incluindo a classe e o nome do medicamento antipsicótico, a dose inicial, a dose-alvo e a duração do tratamento. O estudo discutirá ainda a adesão às recomendações das diretrizes de tratamento antipsicótico NICE 2014 como forma de avaliar os níveis de adesão utilizando o método do sistema de semáforo pelas várias disciplinas de prescrição.

5.2 Caraterísticas demográficas dos participantes no estudo

Neste estudo verificou-se que a maioria dos participantes eram clínicos psiquiatras. A evidência é que, do total de 31 prescritores avaliados, 61,3% (19/31) eram COP e 38,7% (12/31) eram Psiquiatras.

Dos psiquiatras, 50% eram do sexo feminino e 50% do sexo masculino. Dos 19 clínicos

Oficial psiquiatra15,8% do sexo feminino e 84,2% do sexo masculino.

A diferença proporcional dos dois grupos de prescritores avaliados não foi estatisticamente significativa (P-value = 0,21).

Os resultados deste estudo são semelhantes aos de outro estudo efectuado por Jeff *et al.* (2010), que também referiu uma elevada proporção de prescritores de nível intermédio que participaram no seu estudo, por oposição aos psiquiatras.

5.3 Proporção de Diagnósticos considerados pelos participantes.

O estudo revelou que 93,5% dos participantes incluíram a depressão major (com caraterísticas psicóticas) como diagnóstico de eleição. Isto implica que os prescritores tiveram um desempenho algo limitado quando lhes foi pedido que avaliassem e gerissem um doente com psicose de início recente que acabou por ser diagnosticado com esquizofrenia.

O estudo apresentava o caso de um estudante com diminuição progressiva da função, retraimento social e consumo de canábis, e que se apresentava desgrenhado, distraído e reservado no exame. Este caso, embora deliberadamente ambíguo, representa uma apresentação comum da esquizofrenia. O número médio de diagnósticos considerados pelos inquiridos foi relativamente amplo, com a psicose induzida por substâncias, as perturbações do humor e uma perturbação psicótica primária listadas por mais de metade dos participantes como possíveis causas dos sintomas do doente. No entanto, embora a maioria dos participantes (83,9%) tenha indicado a esquizofrenia como um diagnóstico potencial, mais de um quarto não indicou esta doença. O facto de uma minoria considerável dos participantes não ter considerado a esquizofrenia (mesmo depois de lerem a ficha de informação sobre a esquizofrenia, onde os participantes são presumivelmente levados a considerar este diagnóstico) como um possível diagnóstico é desconcertante, dada a evidência de que a duração da esquizofrenia não diagnosticada/não tratada parece estar associada a resultados inferiores e a uma resposta mais lenta aos sintomas quando o tratamento é iniciado Addingtone *et al., (*2004). Os sintomas depressivos são comuns tanto durante o período prodrómico da esquizofrenia como na fase psicótica aguda, e a presença de depressão não deveria ter prejudicado a identificação da esquizofrenia em doentes com outras caraterísticas típicas desta doença Freudenreich *et al.*, (2008).

5.4 Exame médico

Em contraste com o amplo diagnóstico diferencial efectuado, os exames médicos foram limitados (58,3% psiquiatras) e (31,6% clínicos de psiquiatria). As orientações de tratamento do NICE 2014 recomendam uniformemente a realização de exames toxicológicos e de exames médicos adicionais para estes doentes; um desses exames médicos propostos é apresentado na secção do apêndice. No entanto, menos de metade dos inquiridos planeava fazer um exame toxicológico - apesar do consumo conhecido de substâncias pelo doente - e apenas metade indicou a realização de qualquer outro tipo de exame médico.

Os resultados deste estudo são diferentes do que Paul *et al.* (2013) encontraram no seu estudo, em que 97% dos inquiridos para uma vinheta de caso clínico semelhante solicitaram um exame toxicológico de urina, uma vez que este é um requisito da maioria das diretrizes internacionais.

5.5 Classe, nome, dose inicial e dose-alvo do medicamento antipsicótico

Este estudo constatou que os prescritores do hospital Chainama hills não prescreveram doses iniciais e alvo de medicamentos antipsicóticos de acordo com as diretrizes NICE 2014, mas foram capazes de recomendar a classe farmacológica correta de antipsicóticos. No que diz respeito ao tratamento, os prescritores (66,7% psiquiatras e 52,6% médicos de família) selecionaram adequadamente um antipsicótico de segunda geração como agente de escolha. Estes agentes são considerados o tratamento de primeira linha da esquizofrenia, embora a literatura recente sugira uma reconsideração dos antipsicóticos de primeira geração como agentes de primeira linha para os doentes com esquizofrenia de primeiro episódio Kahn *et al.*, (2008), Sikich *et al.*, (2010). No entanto, os prescritores selecionaram doses substancialmente mais elevadas (dose média de 4,3 psiquiatras, 3,2 COP) do que as recomendadas para doentes com esquizofrenia de primeiro episódio Freudenreich *et al.*, (2010).

5.6 Duração do tratamento

Este estudo constatou que os prescritores não recomendam a duração do tratamento tal como estipulado nas diretrizes de tratamento antipsicótico para a gestão da esquizofrenia de primeiro episódio. Isto é evidenciado pelo facto de, após a remissão dos sintomas do doente, menos de metade dos prescritores (33,3% Psiquiatras, 26,3% COP) recomendarem uma duração de tratamento superior a um ano.

Estas considerações sobre a dosagem são importantes, uma vez que os doentes com esquizofrenia de primeiro episódio respondem bem a doses baixas de antipsicóticos McEvoy *et al.*, (2007), Crespo-Facorro *et al.*, (2006), tendem a ter taxas mais elevadas de efeitos secundários do que os doentes com doença crónica Merlo *et al.*, (2008) e frequentemente não aderem ao tratamento. Esta não adesão pode certamente ser exacerbada pelos efeitos secundários de doses elevadas de antipsicóticos.

No que respeita à duração do tratamento, as taxas de recaída da esquizofrenia são muito elevadas com a interrupção dos antipsicóticos. A interrupção de um tratamento bem sucedido após apenas alguns meses de estabilidade é suscetível de conduzir ao reaparecimento dos sintomas no prazo de 1 ou 2 anos Gitlin *et al.*, (2008).

5.7 Desempenho global em todas as questões de avaliação pelos prescritores.

O estudo concluiu ainda que os psiquiatras tiveram um melhor desempenho global do que o COP. A pontuação total média nas perguntas da vinheta foi de 8,4 pontos ± 4,86 num total de 16 pontos possíveis. A pontuação mínima foi de 1 e a máxima de 16 pontos. Os inquiridos obtiveram a melhor pontuação (pontuação média de 2,8 ± 1,02 em 4 pontos) na pergunta sobre o diagnóstico diferencial (1) e a menor pontuação (pontuação média de 1,2 ± 1,85) na pergunta sobre a duração do tratamento (4). A pontuação média nas questões de avaliação (questões 1 e 2) foi ligeiramente superior à das questões de tratamento (questões 3 e 4), mas não significativamente diferente; a pontuação média nas questões de avaliação foi de 4,5 ± 2,87 vs. 3,9 ± 2,42 nas questões de tratamento; t = 0,77; valor de P = 0,45.

Houve 15/31 (48,4%) inquiridos que prescreveram a dose inicial dentro das diretrizes para a questão 3, no entanto, apenas 4/31 (12,9%) prescreveram a dose alvo dentro das diretrizes. A pontuação média para a pergunta 2 foi de 1,7 ± 2,01 e a pontuação média para a pergunta 3 foi de 2,6 ± 0,97. A Tabela 6 na página 32 mostra as estatísticas resumidas da pontuação da pergunta.

No entanto, mesmo estes clínicos especializados (psiquiatras) apresentavam lacunas substanciais no seu desempenho, uma vez que a maioria prescrevia doses inadequadamente elevadas de antipsicóticos e mais de um terço planeava interromper prematuramente o tratamento antipsicótico. Estes resultados são consistentes com as conclusões de um estudo semelhante realizado na Nigéria por Adeponle *et al.* (2007), que referiu que os psiquiatras tiveram um desempenho melhor do que os outros prescritores no que respeita à gestão da psicose de início recente, mas a diferença entre os grupos não foi estatisticamente diferente.

5.8 Níveis de adesão dos prescritores às diretrizes NICE 2014 utilizando o sistema Traffic-light com a gama de critérios associados.

O estudo concluiu que os níveis de adesão às diretrizes de tratamento antipsicótico para o primeiro episódio de esquizofrenia por parte dos prescritores do hospital de Chainama Hills eram baixos, 3,2% (1/31) e nenhum COP aderiu às recomendações das diretrizes do NICE 2014. Isto é evidenciado pelos resultados do sistema de semáforos, uma ferramenta para medir a adesão às diretrizes. No geral, houve 74,2% (23/31) com menos de 85% de conformidade (vermelho), 22,6%(7/31) entre 85 - 95% de conformidade (amarelo), e 3,2%(1/31) com acima de 95% de conformidade (verde).Este resultado é preocupante como gestão inicial da esquizofrenia de primeiro episódio é crítica e tratamentos farmacológicos precisam ser introduzidos com grande cuidado nesta população ingénua de drogas Audet et al.,(2013). No entanto, foram relatados resultados semelhantes em estudos semelhantes de Carol *et al., (*2003). Grol *et al.*, (2005) que concluíram que as recomendações descritas nas diretrizes não são seguidas pelos prescritores, apesar das provas claras que sustentam a sua importância clínica na gestão da esquizofrenia.

CAPÍTULO 6

5.2 RESUMO, CONCLUSÃO E RECOMENDAÇÃO

6.1 Introdução

Este capítulo inclui um resumo em que os objectivos são comparados com as principais conclusões, as limitações do estudo e o estudo é avaliado em termos da adesão dos prescritores do hospital de Chainama Hills às diretrizes de tratamento antipsicótico para a gestão do primeiro episódio de esquizofrenia.

6.2 Limitações

Este estudo exploratório teve várias limitações. Uma grande e importante limitação está relacionada com a incerteza atual sobre vários aspectos dos cuidados a prestar aos doentes com psicose de primeiro episódio. As avaliações das diretrizes para a esquizofrenia revelaram uma falta de consenso em muitas áreas-chave, incluindo o que constitui um exame médico ideal, a duração exacta e óptima do tratamento e se os antipsicóticos típicos devem ser considerados agentes de primeira linha juntamente com os antipsicóticos atípicos. Por conseguinte, os resultados desta avaliação devem ser ponderados pelo facto de não existirem diretrizes claras e amplamente aceites ou de estas serem contraditórias em áreas importantes da avaliação e gestão da esquizofrenia de primeiro episódio, pelo que pode ser substancialmente difícil avaliar a "competência" clínica em alguns domínios.

Finalmente, embora as vinhetas de casos clínicos com pontuação sistemática de respostas livres a perguntas clínicas pareçam ser um método substancialmente melhorado de avaliação da adesão, essas vinhetas podem não corresponder exatamente ao comportamento dos inquiridos num determinado encontro clínico.

6.3 conclusão

O estudo investigou os níveis de adesão às diretrizes de tratamento antipsicótico para o primeiro episódio de esquizofrenia por parte de psiquiatras e de um oficial clínico de psiquiatria no hospital psiquiátrico de Chainama Hills em Lusaka.

Em conclusão, parece que podem existir lacunas importantes na avaliação e tratamento de doentes com esquizofrenia de primeiro episódio por parte dos prescritores de saúde mental, devido aos baixos níveis de adesão às recomendações de tratamento antipsicótico. No entanto, estes resultados devem ser interpretados com cautela no contexto do debate em curso e da incerteza sobre o que constitui um tratamento ótimo para estes doentes.

6.4 recomendações

Os prescritores podem não realizar, de forma rotineira e sistemática, componentes importantes da avaliação médica de pacientes com novas psicoses e, para pacientes com esquizofrenia de primeiro episódio, os prescritores podem prescrever doses de medicação antipsicótica demasiado elevadas e administradas durante um período de tempo inadequado. Se estas lacunas de prática deste estudo preliminar se confirmarem, deve ser ministrada formação adicional aos prescritores da linha da frente relativamente à avaliação e ao tratamento ideais desta população vulnerável.

REFERÊNCIAS

Addingtone, J., Van Mastrigt, S.e Addington, D. (2008),'Duration of untreated psychosis: impact on 2-year outcome'. *Psychol Med.,* **34**: 277-84.

Audet, AM., Greenfield, S. e Field, M. (2013), 'Medical practice guidelines: current activities and future diretions'. *Annals IntMed.*, **30**:709-714.

Buchanan, R., Kreyenbuhl, J e Kelly, DL, et al. (2010), 'The 2009 schizophrenia PORT psychopharmacological treatment recommendations and summary statements'. *Schizop Bull*, **36**:71-93.

Crespo-Facorro, B., Perez-Iglesias, R., Ramirez-Bonilla, M., Martinez-Garcia, O., Llorca, J e Luis Vazquez-Barquero, J. (2006), 'A practical clinical trial comparing haloperidol, risperidone, and olanzapine for the acute treatment of first-episode non affective psychosis'. *J Clin Psychiatry*, **67**: 1511-21.

Davis, J.M., Barner, JT e Kane, J.M. (1989), Antipsychotic Drugs. In: Kaplan, HI, e Saddock, BJ, eds. *Comprehensive Textbook of Psychiatry*. Vol 5. Baltimore.

Dixon, LB., Lehman, AF e Levine, J. (2006), "Conventional antipsychotic Medications for schizophrenia". *Schizophr Bull*. **21**:567-577.

Freudenreich, O., Tranulis, C e Cather, C. (2008), 'Depressive symptoms in schizophrenia outpatient-prevalence and clinical correlates'. *Clin Schizophr Related Psychoses*; **2**: 127-35.

Freudenreich, O., Holt, DJ, Cather, C e Goff, DC. (2009), 'The evaluation and management of patients with first-episode schizophrenia: a selective, clinical review of diagnosis, treatment, and prognosis'. *Harv Rev Psychiatry*, **15**: 189-211.

Gitlin, M., Nuechterlein, K e Subotnik, KL *et al.* (2008), 'Clinical outcome following neuroleptic discontinuation in patients with remit- ted recent-onset schizophrenia'. *Am J Psychiatry,* **158**: 1835-42.

Jeff, CH., Oliver, F., Sarah, R e Lee, Baer. (2010), 'Early Intervention in Psychiatry' *Medline*, **4**: 31-38.

Kahn, RS, Fleischhacker, WW e Boter, H, *et al*, (2008), 'Effectiveness of antipsychotic drugs in first-episode schizophrenia and schizophreniform disorder: an open randomized clinical trial'. *Lancet*, **371**: 1085-97.

Merlo, MC., Hofer, H e Gekle, W, *et al.* (2008), "Risperidona, 2 mg/dia vs. 4 mg/dia, em doentes psicóticos agudos no primeiro episódio: eficácia do tratamento e efeitos no funcionamento motor fino". *J Clin*

Psychiatry, **63**: 885-91.

Jones, PB., Barnes ,TR e Davies, L, *et al.* (2006), 'Randomized controlled trial of the effect on Quality of Life of second vs first generation antipsychotic drugs in schizophrenia: Cost Utility of the Latest Antipsychotic Drugs in Schizophrenia Study".*JClin Psychiatry*, **60**: 773-73.

Kreyenbuhl, J., Buchanan, RW., Dickerson, FB e Dixon, LB. (2010), "The Schizophrenia Patient Outcomes Research Team (PORT): recomendações de tratamento actualizadas". *Schizop Bull.***36**:94-103.

Lehman, A., Kreyenbuhl, J e Buchanan, R, *et al.* (2004), 'The Schizophrenia Patient Outcomes Research Team (PORT): updated treatment recommendations 2003'. *Schizophr Bull.* **30**:193-217.

Lehman, AF., Steinwachs, DM., (2008), 'Translating research into practice: the Schizophrenia Patient Outcomes Research Team (PORT) treatment recommendations' *Schizophr Bull.*; **24**:1-10.

Leucht, S., Tardy, M., Komossa, K., Heres, S., Kissling, W e Davis, JM. (2012), 'Antipsychotic drugs versus placebo for relapse prevention in schizophrenia: a systematic review and meta- analysis'.*Lancet*.**12**:1-9.

Lieberman, JA., Stroup, TS e McEvoy, JP, et al. (2005), "Effectiveness of Antipsychotic drugs in patients with chronic schizophrenia". *NEngl J Med.;* **353**:1209-1223.

McEvoy, JP, Lieberman, JA e Perkins, DO, *et al.* (2007), 'Efficacy and tolerability of olanzapine, quetiapine, and risperidone in the treatment of early psychosis: a randomized, doubleblind 52-week comparison'. *Am J Psychiatry*, **164**: 1050-60.

Michael, J., Sernyak, M.D. PSYCHIATRIC SERVICES http://psychservices.psychiatryonline.org fevereiro de 2010 Vol. **54** No. 2.

Miller, AL., Chiles, JA e Chiles, JK., *et al.* (2013), 'The Texas Medication Algorithm Project (TMAP) schizophrenia algorithms'. *J ClinPsychiatry,* **60**:649-657.

Instituto Nacional de Excelência Clínica. Schizophrenia (2014): 'Core Interventions in the Treatment and Management of Schizophrenia in Primary and Secondary Care. London: National Institute for Clinical Excellence".

Peabody, JW., Luck, J e Glassman, P., *et al.* (2010), 'Measuring the quality of physician practice by using clinical vignettes: a prospective validation study'. *Ann Intern Med.*, **141**: 771-80.

Peabody, JW., Luck, J., Glassman, P., Dresselhaus, TR e Lee, M. (2000), 'Comparison of vignettes, standardized patients, and chart abstraction: a prospective validation study of 3 methods for measuring quality' *JAMA.*,**283**: 1715-22.

Sikich, L., Frazier, JA e McClellan, J., *et al.* (2008), 'Double-blind comparison of first- and second-generation antipsychotics in early- onset schizophrenia and schizoaffective disorder: findings from the treatment of early-onset schizophrenia spectrum'.*JAMA.*, **514**:2203-78.

Departamento de Saúde e Serviços Humanos dos EUA 2006/j.1525-1497.00362.

Weinmann S, Read J, Aderhold V (2009). Influência dos antipsicóticos na mortalidade na esquizofrenia: revisão sistemática. *Schizophr Res.* 113:1-11.

Wolfgang, G., Stefan, W., Norman, S., Wolfgang, R e John, S, McIntyre. (2015), *BJP.,* **187**:248255.

APÊNDICES

A. GRÁFICO DE GANTT PARA A DISSETAÇÃO

ACTIVITY	MAY	JUNE	JULY	AUG	SEPT
DEPTMENTAL PRSENTATION					
GRADUATE FORUM PRESENTATION					
SUBMISSION TO ERES					
DATA COLLECTION					
ANALYSIS & REPORT WRITING					
FINAL SUBMISSION					

B. ORÇAMENTO

Budget item		**Unit cost**	**Multiplying factor**	**Total cost (ZMW)**
Stationery	Rims of paper	50	20	1000
	Pencils, Pens Erasers	500	2	1000
Transport		10		3500
Statistician		3000	1	3000
Research Assistant		1000	1	1000
Printing and Binding of 4 copies		237.5	04	950
			Grand Total	**ZMW 10 450**

C. FICHA DE INFORMAÇÃO DO PARTICIPANTE

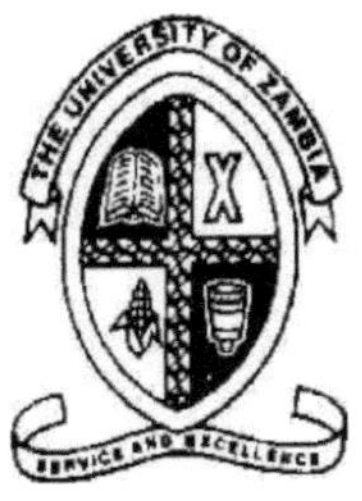

UNIVERSIDADE DA ZÂMBIA ESCOLA DE MEDICINA
DEPARTAMENTO DE FARMÁCIA

FORMULÁRIO DE CONSENTIMENTO INFORMADO PARA OS PRESCRITORES DE SAÚDE MENTAL

[Nome do Investigador Principal]: JAMES MWANZA
[Nome da Organização]: UNIVERSIDADE DA ZÂMBIA
[Nome do patrocinador]: SELF

Este formulário de consentimento informado é composto por duas partes:
- **Ficha de informação (para partilhar consigo informações sobre a investigação)**
- **Certificado de consentimento (para assinar se concordar em participar)**

Ser-lhe-á entregue uma cópia do formulário completo de consentimento informado

PARTE I: Ficha de informação

Introdução.

Chamo-me James Mwanza e sou estudante na Faculdade de Medicina da Universidade da Zâmbia, no departamento de Farmácia, onde estou a fazer um mestrado em Farmácia Psiquiátrica. Estamos a fazer uma investigação intitulada "Avaliação dos níveis de adesão às diretrizes de tratamento antipsicótico para a esquizofrenia de primeiro episódio". A esquizofrenia é um dos problemas de saúde pública na Zâmbia.

Vou dar-vos informações e convidar-vos a participar nesta investigação. Não tens de decidir hoje se queres ou não participar na investigação. Antes de decidires, podes falar com qualquer pessoa com quem te sintas à vontade sobre a investigação.

Poderá haver algumas palavras que não compreenda. Por favor, peça-me para parar quando estivermos a passar a informação e eu terei tempo para explicar. Se tiver dúvidas mais tarde, pode colocá-las a mim ou a qualquer membro da equipa do estudo.

Objetivo da investigação
Este estudo tem como objetivo avaliar os níveis de adesão às diretrizes de tratamento antipsicótico, especificamente para a gestão do primeiro episódio de esquizofrenia, por parte dos prescritores de saúde mental no hospital chainama hills. Estamos a utilizar as diretrizes do NICE como padrão de ouro.

Tipo de intervenção de investigação
O processo implica a resposta a quatro (04) perguntas e a leitura de uma breve apresentação de um caso clínico.

Seleção dos participantes
Estamos a convidar todos os prescritores de saúde mental que trabalham no hospital psiquiátrico de Chainama hills.

Participação voluntária
A sua participação neste estudo é inteiramente voluntária. A decisão de participar ou não é sua. Pode mudar de ideias mais tarde e deixar de participar, mesmo que tenha concordado anteriormente.

> *Se decidir não participar neste estudo de investigação, sabe quais são as suas opções? Sabe que não é obrigado(a) a participar neste estudo de investigação, se não o desejar? Tem alguma pergunta?*

Procedimentos e protocolo
Ser-lhe-ão apresentados dois (02) conjuntos de trabalhos. O primeiro conjunto de trabalhos contém uma apresentação de um caso clínico de um paciente que apresenta queixas e sintomas. Este tipo de apresentação é o que se chama de vinheta clínica. Tudo o que tem de fazer é lê-la atentamente como se estivesse a ouvir um doente real a falar. De seguida, terá de responder a uma pergunta sobre o despertar médico.

Depois de responder às duas perguntas, ser-lhe-á dado o último conjunto do caso, no qual terá de responder apenas a duas (02) perguntas. É tudo o que tem de fazer para participar neste estudo.

Duração
O exercício completo deve durar menos de uma hora e só deve ser efectuado uma vez.

Riscos
Não esperamos que a sua participação neste estudo lhe cause qualquer dano.

Benefícios
Pode não haver qualquer benefício para si, mas é provável que a sua participação nos ajude a encontrar respostas para a pergunta de investigação. Pode não haver qualquer benefício para a sociedade nesta fase da investigação, mas é provável que as gerações futuras venham a beneficiar.

Confidencialidade
A confidencialidade será assegurada pelo anonimato através da utilização de números de identificação.
Partilhar os resultados
Os conhecimentos que obtivermos com esta investigação serão partilhados consigo através de reuniões clínicas hospitalares. Não serão partilhadas informações confidenciais. Após as reuniões clínicas, publicaremos os resultados para que outras pessoas interessadas possam aprender com a nossa investigação.

Direito de recusa ou desistência
Não é obrigado a participar nesta investigação se não o desejar fazer. Pode também deixar de participar na investigação em qualquer altura, a escolha é sua e todos os seus direitos serão respeitados.

Quem contactar
Se tiver dúvidas sobre este estudo, deve contactar os supervisores do estudo, Dr. Ravi Paul e Dr. L.T. Muungo, ou o investigador principal, James Mwanza, da Faculdade de Medicina da Universidade da Zâmbia, P.O. Box 50110, Lusaka. Se tiver alguma dúvida sobre os seus direitos enquanto participante, contacte o Presidente do Comité de Excelência em Ética na Investigação (ERES CONVERGE). Tel:260 955 155 633

Esta proposta foi analisada e aprovada pelo ERES CONVERGE, que é um comité cuja tarefa é garantir que os participantes na investigação estão protegidos contra danos. Se desejar obter mais informações sobre o IRB, contacte (ERES CONVERGE).Tel:260 955 155 633.

> *Sabe que não é obrigado(a) a participar neste estudo se não o desejar? Pode dizer "Não" se assim o desejar? Sabe que pode fazer-me perguntas mais tarde, se assim o desejar? Sabe que forneci os dados de contacto da pessoa que lhe pode dar mais informações sobre o estudo?*

Pode fazer-me mais perguntas sobre qualquer parte do estudo de investigação, se assim o desejar. Tem alguma pergunta?

D. PARTE II: Certificado de consentimento

ID-NO:

Li ou foi-me lida a informação acima referida. Tive a oportunidade de fazer perguntas sobre o assunto e todas as perguntas que fiz foram respondidas de forma satisfatória. Autorizo voluntariamente a minha participação neste estudo.

Nome do participante em letra de imprensa

Assinatura do participante

Data ______________________________

Dia/mês/ano

Declaração do investigador/pessoa que recolhe o consentimento

Li corretamente a ficha de informação ao potencial participante e, na medida das minhas possibilidades, assegurei-me de que o participante compreendia o procedimento.

Confirmo que foi dada ao participante a oportunidade de fazer perguntas sobre o estudo e que todas as perguntas feitas pelo participante foram respondidas corretamente e da melhor forma possível. Confirmo que o indivíduo não foi coagido a dar o seu consentimento e que o mesmo foi dado de forma livre e voluntária.

Foi fornecida ao participante uma cópia do presente CIF.

Nome em letra de imprensa do investigador/pessoa que recolhe o consentimento

Assinatura do investigador/pessoa que recolhe o consentimento

Data ______________________________

Dia/mês/ano

E. Vinheta de caso clínico

DADOS DOS PARTICIPANTES

ID-NO:

.. Disciplina profissionalGénero

LEIA ATENTAMENTE O CASO E RESPONDA ÀS QUATRO PERGUNTAS.

Na secção seguinte é descrito um doente hipotético que se apresenta para tratamento. Pedimos-lhe que responda a cada pergunta como se estivesse a tratar este doente.

1 Por favor, indique tantas ou tão poucas respostas quantas as necessárias para responder à pergunta.

2 Por favor, classifique as suas respostas da mais provável para a menos provável.

3 Indicar as respostas combinadas (se for caso disso), registando ambas as respostas na mesma linha.

4 Seja o mais específico possível nas suas respostas.

Um estudante universitário de 22 anos de idade, no seu primeiro ano, sem qualquer tratamento psiquiátrico anterior, é trazido por um amigo para ser avaliado devido à preocupação com o facto de estar a ficar deprimido. Inicialmente, o doente tinha-se adaptado bem à vida universitária, tinha boas notas, participava no futebol e tinha desenvolvido uma rede de novos amigos, embora se queixasse de problemas de concentração à medida que o tempo passava. O seu amigo nota que o doente tem estado mais retraído, desinteressado em actividades e distraído nos últimos meses, e relata que o doente não tem ido às aulas nas últimas 6 semanas. Sabe também que o doente começou a fumar canábis na faculdade, mas não sabe com que frequência e se consome outras drogas.

Ao exame, o doente parece desalinhado, distraído e tem dificuldade em exprimir-se. Parece reservado, mas ao ser questionado sobre a queda das suas notas porque os professores o destacam e "não gostam dele", uma situação que notou pela primeira vez há um ano. -----------------------------

1. Que diagnósticos consideraria no diagnóstico diferencial deste doente?

Enumere os possíveis diagnósticos por ordem, do mais provável para o menos provável. Seja o mais específico possível.

----

2. Na sua prática clínica, que medidas tomaria a seguir para avaliar o doente? Seja tão específico quanto possível e enumere por ordem do mais importante para o menos importante.

Vamos supor que o doente sofre de esquizofrenia e que necessita de internamento psiquiátrico e de tratamento agudo.

3. Que tratamento ou tratamentos medicamentosos iniciais recomendaria para o doente nesta altura? Enumere por ordem de preferência e seja específico relativamente aos nomes dos medicamentos, à dose inicial e à dose alvo.

O doente começa a receber o tratamento que selecionou, que inclui um antipsicótico. Apresenta uma boa resposta e os seus sintomas positivos desaparecem completamente ao fim de 3 meses. Não tem efeitos secundários extrapiramidais e o seu peso manteve-se estável. Os sintomas negativos são mínimos ou inexistentes.

Ele gostaria de parar com o antipsicótico.

4. O que é que recomenda ao doente relativamente à duração do tratamento antipsicótico no seu caso? Ser específico

5. 5 Exemplos de algoritmos de pontuação

Pergunta 1: Que diagnósticos consideraria no diagnóstico diferencial deste doente?

Quatro das seguintes opções (1 ponto cada, máximo 4 pontos):

Esquizofrenia (ou perturbação esquizofreniforme)

Perturbação esquizoafetiva

Depressão grave (com caraterísticas psicóticas)

Perturbação bipolar (depressão com psicose)

Psicose induzida por substâncias (por exemplo, induzida por canábis)

Psicose devida a um problema de saúde geral (por exemplo, infeção)

Pergunta 3: Que tratamento ou tratamentos medicamentosos iniciais recomendaria para o doente nesta altura? (Mg/dia)

1 ponto para cada antipsicótico, nome do antipsicótico, dose inicial razoável, dose alvo razoável.

AntipsicóticoDose diária

inicialAlvo

dose

Clorpromazina! 25 a 75200 a 500

Perfenazina! 4 a 1212 a 32

Haloperidol! 2 a 53 a 8

Clozapina! 12,5 a 25125a 250

Risperidona0 ,5 a 22 a 4

Olanzapina5 a 107,5 a 15

Quetiapina25 a 75250 a 500

Aripiprazol5 a 1010 a 15

Paliperidona3 a 66 a 9

Ziprasidona40 a 8080 a 160

↑ Meio ponto.

Se for administrada apenas uma dose (por exemplo, olanzapina 10 mg dia-1), utilizá-la para a dose inicial e para a dose alvo.

Se for indicado um intervalo de dose global (por exemplo, olanzapina 10-20 mg dia-1), utilizar a dose mais baixa para a dose inicial e a mais alta para a dose alvo. Se for indicado um intervalo entre a dose inicial e a dose-alvo (por exemplo, dose inicial de olanzapina 2,5-5 mg dia-1, dose-alvo 15-20 mg dia-1), atribuir um ponto se houver qualquer sobreposição com o intervalo correto.

E. Autorização ética e cartas de aprovação

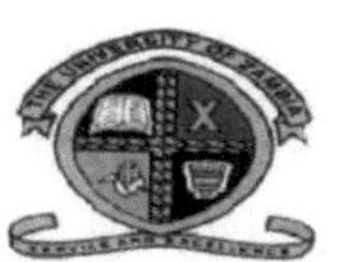

Proceed with data collection
Ag HOC 06.05.16

THE UNIVERSITY OF ZAMBIA
SCHOOL OF MEDICINE

5 May 2016

HCC
facilitate 05/05/2016
Ag SMS.

The Senior Medical Superintendent
Chainama Hills Mental Hospital
P O Box 33991
LUSAKA

Dear Sir/Madam,

RE: INTRODUCTORY LETTER – JAMES MWANZA

I write to confirm that Mr. James Mwanza is a student at the University of Zambia. He is pursuing a Master of Clinical Pharmacist in Psychiatry under the School of Medicine. In order to partially fulfil the requirements of an award of a Masters Degree, he is required to carry out a research.

He would like to conduct a research entitled **"Assessment of Adherence Levels to Antipsychotic Treatment Guidelines for First-Episode Schizophrenia by Mental Health Prescribers at Chainama Hills Hospital"**. Information collected during the research will be used solely for academic purposes. Any assistance rendered to him during his research will be most appreciated. He has been cleared by Ethics committee as per attached certificate.

For further information please don't hesitate to contact the undersigning.

Yours faithfully,

Dr. S.H Nzala
ASSISTANT DEAN POSTGRADUATE

UNIVERSITY OF ZAMBIA
SCHOOL OF MEDICINE
05 MAY 2016
ASSISTANT DEAN (PG)
LUSAKA

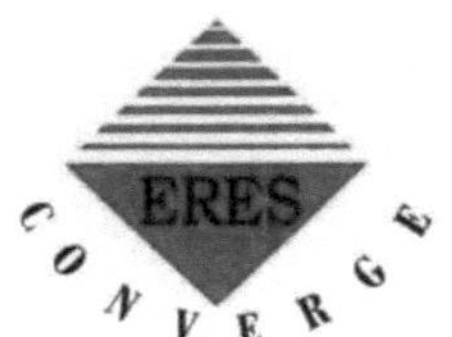

33 Joseph Mwilwa Road
Rhodes Park, Lusaka
Tel: +260 955 155 633
+260 955 155 634
Cell: +260 966 765 503
Email: eresconverge@yahoo.co.uk

I.R.B. No. 00005948
EW.A. No. 00011697

26th April, 2016

Ref. No. 2016-Feb-013

The Principal Investigator
Mr. James Mwanza
C/o University of Zambia
The University Teaching Hospital
Dept. of Pharmacy
P/Bag RW 1X,
LUSAKA.

Dear Mr. Mwanza,

RE: ASSESSMENT OF ADHERENCE LEVELS TO ANTIPSYCHOTIC TREATMENT GUIDELINES FOR FIRST-EPISODE SCHIZOPHRENIA BY MENTAL HEALTH PRESCRIBERS AT CHAINAMA HILLS HOSPITAL.

Reference is made to your corrections dated 18th April, 2016. The IRB resolved to approve this study and your participation as Principal Investigator for a period of one year.

Review Type	**Ordinary**	Approval No. **2015-Feb-013**
Approval and Expiry Date	Approval Date: 26th April, 2016	Expiry Date: 25th April, 2017
Protocol Version and Date	Version - Nil.	25th April, 2017
Information Sheet, Consent Forms and Dates	• English, Nyanja.	25th April, 2017
Consent form ID and Date	Version-Nil	25th April, 2017
Recruitment Materials	Nil	25th April, 2017
Other Study Documents	Clinical Case Vignette, Sample Scoring Algorithms.	25th April, 2017
Number of participants approved for study	-	25th April, 2017

Specific conditions will apply to this approval. As Principal Investigator it is your responsibility to ensure that the contents of this letter are adhered to. If these are not adhered to, the approval may be suspended. Should the study be suspended, study sponsors and other regulatory authorities will be informed.

Conditions of Approval

- No participant may be involved in any study procedure prior to the study approval or after the expiration date.
- All unanticipated or Serious Adverse Events (SAEs) must be reported to the IRB within 5 days.
- All protocol modifications must be IRB approved prior to implementation unless they are intended to reduce risk (but must still be reported for approval). Modifications will include any change of investigator/s or site address.
- All protocol deviations must be reported to the IRB within 5 working days.
- All recruitment materials must be approved by the IRB prior to being used.
- Principal investigators are responsible for initiating Continuing Review proceedings. Documents must be received by the IRB at least 30 days before the expiry date. This is for the purpose of facilitating the review process. Any documents received less than 30 days before expiry will be labelled "late submissions" and will incur a penalty.
- Every 6 (six) months a progress report form supplied by ERES IRB must be filled in and submitted to us.

Should you have any questions regarding anything indicated in this letter, please do not hesitate to get in touch with us at the above indicated address.

On behalf of ERES Converge IRB, we would like to wish you all the success as you carry out your study.

Yours faithfully,
ERES CONVERGE IRB

Dr. E. Munalula-Nkandu
BSc (Hons), MSc, MA Bioethics, PgD R/Ethics, PhD
CHAIRPERSON

Índice

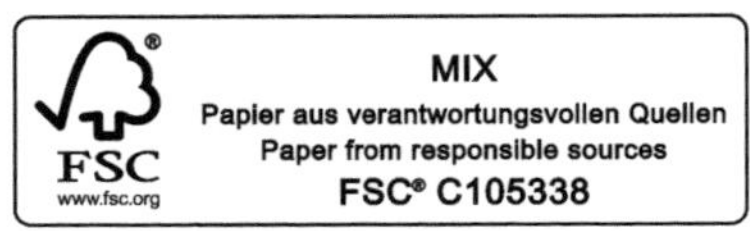

Printed by Books on Demand GmbH, Norderstedt / Germany